El trastorno bipolar:
una realidad latente

Hermilo E González R

Presentación

El presente libro se redacta en atención a una serie de vicisitudes, las cuales he vivido y palpado a lo largo de mi existencia. Situación que para el momento histórico había pasado desapercibido, pero dada esa interacción diaria, he comenzado a observar con detenimiento y suspicacia la situación conductual que presentan algunas personas, y en especial con las cuales comparto experiencias.

Se está en la búsqueda de otra forma de entender el mundo, a través de una especie de cosmovisión del ser en su concepción ontológica, para de esta manera determinar algunas categorías fundamentales para con la existencia y la realidad. Reflejando la filosofía de ese ser que se encuentra encapsulado bajo un cuerpo que demuestra ser equitativo y que deja entrever una filosofía de vida abstracta y poco compresible para algunos.

Enmascarados en una serie de atributos manipuladores y que luego son usadas como morteros para el destrozo de cualquier empatía humana, lo cual pudiera ubicarse dentro de la realidad bipolar. Con todo respeto no soy experto en el tema, no obstante, mostraré algunas situaciones en contraste con este flagelo del cambio de ánimo, para que podamos entender estos estados anímicos, los cuales como virus encarnados vive en las personas en forma contaminante, situación que ellos mismos no admiten. Pretenden continuar con el mismo ritmo de vida, haciendo daño a cualquier cantidad de seres que de alguna u otra manera han caído en sus trampas, convirtiéndolas en víctimas de una vida sin sentido, llena de desalientos y temores.

En realidad, eso es lo que se pudiera interpretar en las personas con doble personalidad, intentar imprimir temores con sus altibajos en sus estados de ánimos, pretendiendo envolver al más tonto. Situación que tiende a ser contagiosa y más aún cuando estas vienen recargadas de un ambiente familiar inhóspito culturalmente, donde el caldo de cultivo y la relación se fundamente en constantes confrontaciones y disputas en la imposición de ideas, algo propio de los bipolares. Eso es precisamente su alimento cerebral, generar el caos y la confrontación constante, en un pujo por asaltar el ser de si, en función de sus estados cambiantes de sus estados de ánimo.

Hoy me siento mal y me llevaré por delante al mundo no me importa nada, para mañana pedir disculpas e indicar, no volverá a pasar. Pido reconsiderar a los expertos mi postura, en esta área si en realidad pueda excederme en algunos puntos que puedan estar fuera del ámbito y de los estudios referidos al tema. En tal sentido, se hace uso de los recursos existentes y de la información fidedigna de algunos autores expertos en al área, siguiendo los lineamientos de mi acción como investigador.

Hermilo E González R
hermilogr@gmail.com

INDICE DE CONTENIDO

El trastorno bipolar

Si en algún momento de su vida, usted ha observado a ciertas personas presentar las siguientes conductas: en algunos días se observan muy felices y sociables, con buen ánimo, aunados a períodos de alegría que demuestran una mayor energía y un aumento de actividad. Pero también en contraparte, depresión, irritabilidad, verborrea, problemas laborales, inhabilidad para completar tareas, comportamiento errático, situaciones de sueño irregular, entre otros. Entonces para The National Institute of Mental Healt(NIMH) usted está en presencia de personas con lo denominado trastorno bipolar, una especie de trastorno mental, que puede ser tratable, pero que dura toda la vida.

Para la NIMH(2019), el trastorno bipolar es un trastorno mental que bien puede ser crónico o que puede presentarse ocasionalmente en forma irregular, anteriormente se denominaba trastorno maniaco depresivo o depresión maníaca. Este trastorno viene mediado por cambios extremos inusuales y fluctuantes en el estado de ánimo, nivel de energía, actividad y concentración. El trastorno bipolar, no debe confundirse con la neurastenia, el cual se presenta como un trastorno neurótico, inducido por un cansancio que aparece después de realizar un gran esfuerzo mental o físico. El tipo de trastorno puede traer como consecuencia una disminución en la eficiencia para ejecutar tareas cotidianas, no obstante el aspecto de la neurastenia, no será tema a tratar en esta edición.

El trastorno bipolar se puede considerar como un trastorno crónico y recurrente que se caracteriza por las oscilaciones patológicas del estado del ánimo. Las fases de la enfermedad propicia episodios hipomaniacos, maniacos y depresivos. Estos episodios interfieren de forma significativa en la vida cotidiana tanto del paciente, así como de su entorno, con repercusiones en su salud, calidad y estilo de vida (Martínez, Montalván & Izquierdo, 2019). El trastorno bipolar solía llamarse depresión maníaca, se caracteriza por episodios con altibajos en los cambios de humor. El hecho de que haya dos conjuntos opuestos de síntomas, significa que encontrar un tratamiento eficaz es difícil.

En la mayor parte de los casos el trastorno bipolar, se puede presentar al comienzo, o en los últimos años de la adolescencia. Los síntomas del trastorno, también pueden presentarse en la edad infantil, no obstante estos síntomas bien pueden aparecer o desvanecerse, por lo general, el trastorno bipolar requiere de tratamiento de por vida y no extingue por sí solo. El trastorno bipolar puede generar en el que lo padece, acciones en pro del suicidio, así como también la pérdida del trabajo, la discordia familiar, no obstante, con un tratamiento adecuado se puede propiciar la mejoría en los pacientes.

Para Corbin (2020) el trastorno bipolar, se puede considerar como un trastorno grave y complejo, el cual puede presentar una gran variedad de síntomas. Según Corbin, existe una variedad de tipos distintos de este trastorno y que su sintomatología también puede presentarse junto a otras psicopatologías como la esquizofrenia, en donde el diagnóstico de la enfermedad puede resultar cuesta arriba para los profesionales de la salud mental.

En lo que respecta al trastorno bipolar y la esquizofrenia, se ha determinado que al igual que las personas que padecen trastorno bipolar, los individuos con esquizofrenia presentan dificultades en diversos dominios de la cognición social; incluyendo el procesamiento emocional, la empatía y el conocimiento de normas culturales. Sin embargo, los pacientes con esquizofrenia muestran una mayor afectación. El factor que podría estar vinculado con este pobre desempeño en tareas propias de la cognición social es la integración de información contextual.

En un estudio realizado por Baez et.al (2013 citado en Gaggino, 2017) se determinó que tanto el trastorno bipolar, así como la esquizofrenia muestran déficits en las tareas de cognición social con mayor sensibilidad al contexto; lo cual señala una potencial dificultad generalizada en el procesamiento de contextos sociales. Por otra parte, tanto los pacientes con trastorno bipolar, como los con esquizofrenia manifestaron dificultades en el reconocimiento de emociones negativas. Los sujetos con esquizofrenia mostraron déficits en el reconocimiento del enojo y del asco, mientras que los que padecen trastorno bipolar fallaron con mayor frecuencia en la identificación de la tristeza. (Baez et. al., 2013 citado en Gaggino, 2017)

Tipos de trastorno bipolar

Para Martínez, Montalván & Izquierdo (2019) existen dos tipos principales de trastorno bipolar, el tipo I y II. El tipo I, se caracteriza por episodios de manía y depresión, en el tipo II se pueden presentar episodios de hipomanía y depresión. La diferencia principal entre ambos está en la rigidez de los síntomas maníacos, la manía causa impedimento severo en la funcionalidad, incluye síntomas psicóticos y en algunos casos requiere de hospitalización. En lo que respecta a la hipomanía, se puede considerar que no es lo suficientemente severa para causar deterioro significativo en la funcionalidad laboral y social, por lo tanto, no es necesaria la hospitalización en estos pacientes.

El trastorno bipolar I se define por episodios maníacos que pueden durar siete días, reflejados en la mayor parte del día y en forma continua, casi todos los días. Cuando los síntomas maníacos son tan graves que se necesita atención hospitalaria, generalmente se producen episodios depresivos separados, que suelen durar al menos dos semanas. Es posible que ocurran episodios de alteraciones en el estado de ánimo con características mixtas, los cuales combinan síntomas depresivos y maníacos al mismo tiempo.

El trastorno bipolar II se define por un patrón de episodios depresivos y episodios hipomaníacos, pero no por los episodios maníacos extremos descritos anteriormente. En el trastorno ciclotímico, se pueden observar síntomas hipomaníacos y depresivos persistentes, no son tan intensos ni duran lo suficiente como para calificarlos como episodios hipomaníacos o depresivos, estos síntomas ocurren durante al menos dos años en los adultos y un año en los niños y los adolescentes.

Según la NIMH (2019), se cuenta con tres tipos básicos de trastorno bipolar y todos suponen cambios evidentes en el estado de ánimo, la energía y los niveles de actividad. Estos estados de ánimo van desde períodos con un comportamiento extremadamente optimista, eufórico, lleno de energía y con un mayor nivel de actividad, marcado por episodios maníacos. En contraste con períodos de profundo decaimiento, tristeza y desesperanza, o con un bajo nivel de actividad, es decir, el paciente entre en episodios depresivos. Las personas con trastorno bipolar también pueden tener un estado de ánimo normal o eutímico, es decir asintomático, que bien se puede alternar con depresión.

En atención a los Tipos de Trastorno Bipolar, Corbin (2020) considera que **existen distintos tipos de trastorno bipolar** caracterizados por diferentes grados de los síntomas depresivos o maníacos. Los cinco tipos del trastorno bipolar son: a) ciclotimia, b) el tipo I y II c) no especificado y d) el de ciclado rápido.

Existe **una variante del trastorno bipolar** denominado ciclotimia**, con el atenuante de que sus síntomas son menos graves**, es decir, que las personas que sufren este trastorno presentan fases leves de depresión e hipomanía. La hipomanía, es una alteración psicológica que puede ser entendida como una versión débil, menos acentuada, de la manía, y de hecho no suele poner en riesgo la integridad física de la persona que la desarrolla, situación que se puede presentar en la manía propia del trastorno bipolar.

Puede ser que el trastorno bipolar no pueda clasificarse por diferentes motivos dentro de los tres anteriores como la ciclotimia el tipo I y II, señalados por Corbin. El autor indica la posibilidad de situaciones en las que el psicólogo o psiquiatra ha llegado a la conclusión de que hay un trastorno bipolar, pero es incapaz de determinar si es primario, debido a una enfermedad médica o por haber sido inducido por una sustancia.

Para Corbin (2020) los subtipos de trastorno bipolar más frecuentes son los siguientes:

- La alternancia rápida en días, entre los síntomas maníacos y síntomas depresivos, que no cumplen el criterio de duración mínima para un episodio maníaco o un episodio depresivo mayor.
- Episodios hipomaníacos que reaparecen después de un período de curación, sin síntomas depresivos intercurrentes.
- Un episodio maníaco o mixto superpuesto a un trastorno delirante, una esquizofrenia residual o un trastorno psicótico no especificado.

El trastorno bipolar es un trastorno serio que, igual a la esquizofrenia o el trastorno paranoide, requiere de la administración de fármacos y una vigilancia en los hábitos de vida de los pacientes para evitar recaídas (Corbin ,2020)

Trastorno bipolar y genética

Se ha considerado que el trastorno bipolar es de familia y las investigaciones sugieren que esto se explica principalmente por la parte hereditaria. Es decir, las personas con ciertos genes familiares tienen más probabilidad de presentar el trastorno bipolar que otras, se dice que un solo gen no solamente que pueda causar este trastorno, sino más bien hay muchos involucrados.

Los genes no son el único factor, algunos estudios de gemelos idénticos han revelado que incluso cuando un gemelo presenta el trastorno bipolar, es posible que el otro gemelo no cuente con el mismo. Sin embargo, las personas con un padre o hermano con trastorno bipolar tienen más probabilidad de llegar a tener el trastorno, la mayoría de las personas con antecedentes familiares de trastorno bipolar no presentan la enfermedad.

En el estudio realizado por los doctores Eduard Vieta y Miguel Casas, destacan que el trastorno bipolar es una patología psiquiátrica grave caracterizada por episodios recurrentes de manía y depresión. Aunque su causa última se desconoce, los datos disponibles de estudios sugieren que se trata de un trastorno con origen multifactorial, es decir, que en su desarrollo intervienen tanto factores ambientales como genéticos.

El trastorno bipolar presenta heredabilidad muy elevada, superior al setenta por ciento. Debido a este importante peso de la genética en su desarrollo y con el objetivo de investigar las variables genéticas asociadas al trastorno, el consorcio internacional Bipolar Disorder Working Group of the Psychiatric Genomics Consortium, ha llevado a cabo este estudio de asociación del genoma completo (GWAS) en el que se ha identificado nuevos genes asociados. (CIBERSAM, 2019)

Para con la investigación participaron un grupo de investigadores del CIBER de Salud Mental (CIBERSAM), lo cual tiene como objetivo identificar nuevos lugares en donde se ubican los genes (loci) asociados a este trastorno. Para el análisis se contó con un total de 20.353 sujetos con bipolaridad y 31.358 sujetos sanos de catorce países de Europa, Norte América y Australia. El estudio reveló que de los 30 loci asociados con el trastorno bipolar, 20 no habían sido descritos previamente. El descubrimiento confirma la asociación entre loci que contienen genes que codifican para canales de calcio y el trastorno bipolar. En tal sentido el director del CIBERSAM Eduard Vieta, confirma que lo resultados obtenidos apoyan los estudios que investigan el potencial de los fármacos antagonistas de los canales de calcio como dianas terapéuticas en el trastorno bipolar.

Por otra parte, este trabajo ha investigado si los distintos subtipos de trastorno bipolar presentan diferencias a nivel genético. Los autores del estudio han concluido que el trastorno bipolar de tipo I, caracterizado por episodios maníacos, presenta una mayor correlación con la esquizofrenia. En especial cuando este va acompañado de síntomas psicóticos. Por su parte el trastorno bipolar de tipo II, que se caracteriza por episodios hipomaníacos y depresivos, comparte una mayor correlación genética con el trastorno depresivo mayor. Para el Dr. Vieta, los hallazgos muestran que los diferentes subtipos de trastorno bipolar representan fenotipos estrechamente relacionados, aunque parcialmente distintos.

Los resultados genéticos derivados de esta investigación demostraron la implicación de genes pertenecientes a vías asociadas con la secreción de insulina y con el sistema endocannabinoide en el trastorno bipolar. El Dr. Eduard Vieta sostiene, que la insulina puede actuar a nivel cerebral y que el sistema endocannabinoide pudiera estar involucrado en la esquizofrenia y la depresión. (CIBERSAM, 2019)

Estudios Clínicos sobre el trastorno bipolar

Según investigaciones, se ha determinado que la estructura y función del cerebro en las personas con trastorno bipolar pueden ser diferentes a las de aquellas personas que no tienen este trastorno u otros de índole psiquiátrica. Comprender sobre la naturaleza de estos cambios cerebrales por parte de la ciencia médica, ha generado grandes aporte que permitirán predecir qué tipos de tratamientos funcionarán mejor para una persona con este trastorno. En este momento, el diagnóstico se basa en los síntomas más que en imágenes del cerebro u otras pruebas de diagnóstico.

Para Gutiérrez y Scott (2013 citado en Gaggino, 2017) el trastorno bipolar es un trastorno mental severo caracterizado por alteraciones afectivas recurrentes. Se ha encontrado que además de sus manifestaciones, presenta una alta comorbilidad con otros trastornos, así como una alta mortalidad; incluso en pacientes que se encuentran bajo los efectos de la medicación apropiada El trastorno bipolar puede afectar entre un 3 y 5 por ciento de la población general. Sin embargo, se encuentra sub diagnosticado debido a su presentación compleja y diversa.

Para Gaggino (2017) recientemente ha habido un creciente interés por comprender los déficits sociales en el trastorno bipolar desde el marco de la cognición social. Ésta última hace referencia a la habilidad de percibir, comprender y responder a las intenciones y conductas de los demás. La cognición social comprende diversos aspectos, entre ellos la percepción social, el reconocimiento de emociones, la teoría de la mente y empatía, comprende procesos tanto cognitivos como afectivos.

La mayoría de los estudios en cognición social en pacientes con trastorno bipolar se han centrado en tareas de reconocimiento facial de emociones. Sin embargo, los resultados no son consistentes hasta el momento. Aparentemente, se podría apreciar un déficit en el reconocimiento de emociones a partir de su expresión facial, independientemente de si el sujeto se encuentra en una fase maníaca, depresiva o eutímico.

En un estudio realizado en el 2012, se encontró que los pacientes con trastorno bipolar tienen un menor desempeño en comparación con controles en tests de cognición social. Asimismo, estos déficits se asocian con una disminución de las interacciones sociales y el desarrollo de relaciones interpersonales (Cusi et.al., 2013 citado en Gaggino, 2017).

Según Corbin (2020) ciertos expertos han manifestado que el trastorno bipolar está siendo excesivamente diagnosticado. En tal sentido, la Facultad de Medicina de la Universidad de Brown, en el estado de Rhode Island, decidió estudiar el fenómeno, de la sobrediagnosticación, siendo sus conclusiones las siguientes: alrededor de un 50 por ciento de los casos diagnosticados de trastorno bipolar podrían ser equivocados.

La investigación se realizó con el análisis de los datos aportados por entrevistas referidas a 800 pacientes psiquiátricos usando un test de diagnóstico integral de la Clínica Estructurada para los Trastornos DSM. En lo que respecta a las causas de esta sobrediagnosticación, los investigadores consideran que existe una mayor propensión de especialistas a diagnosticar el trastorno bipolar frente a otros desórdenes más estigmatizadores y para los cuales no hay un tratamiento claro. Por otro lado, existe otra hipótesis que afirma que la culpa se encuentra en la publicidad agresiva por parte de las empresas farmacéuticas, pues tienen un gran interés en la comercialización de los fármacos usados en los tratamientos de esta patología.

La era digital ha generado diversos cambios en las relaciones sociales; entre ellos la incorporación de internet como un medio de interacción vía el uso de las redes sociales. En un estudio, 30 pacientes con trastorno bipolar tipo I y II fueron comparados con 30 sujetos control de la misma edad, sexo y años de educación. Los resultados muestran que los sujetos con trastorno bipolar tienen menores vínculos sociales tanto en Internet como offline. Los autores sugieren que esto podría asociarse al deterioro cognitivo que presentan estos pacientes, asociado a una menor activación del cortex prefrontal. Estos resultados se manifestaron incluso en pacientes con trastorno bipolar que no se encontraban en una fase depresiva (Martini et.al., 2013 citado en Gaggino, 2017).

Diversas investigaciones, según Corbin (2020) sugieren que los sujetos que sufren de dicho trastorno suelen ser más propensas al aislamiento social, la falta de pareja y el desempleo. Si bien la causa de dicha situación es diversa y compleja, uno de los factores que se ha aislado es el pobre desempeño en tareas que miden la cognición social. Estos pacientes manifiestan ciertos déficits en la identificación de respuestas emocionales, en el uso de las redes sociales como medio de vinculación, y la integración de información contextual a la hora de comprender un fenómeno o una situación.

Si bien no existe suficiente evidencia al respecto, dichos déficits podrían estar vinculados con áreas y circuitos corticales. Existe suficiente evidencia de que el trastorno bipolar suele estar asociado a un pobre desempeño en situaciones sociales. Esto evidencia la necesidad de abordar este trastorno de manera compleja, teniendo en cuenta no sólo su manifestación más determinante son las fluctuaciones en los estados de ánimo; sino también las otras dificultades que suelen estar asociadas.

Teniendo en cuenta que los pacientes con trastorno bipolar tienen un mejor pronóstico cuando cuentan con un adecuado soporte social, actuar sobre dicho aspecto puede ser una manera de garantizar una mejor calidad de vida a estos pacientes. En conclusión, el trastorno bipolar es un trastorno del estado de ánimo grave que puede llegar a ser incapacitante. Como todo trastorno, su pronóstico es mejor en la medida de que el paciente tenga un adecuado soporte familiar y social.

Diagnóstico del trastorno

Los profesionales de la salud mental diagnóstica el trastorno bipolar en atención a las patologías de la persona afectada. Ciertas personas vienen arrastrado el trastorno bipolar durante años, si ser diagnosticado, esto puede ser debido a los siguientes aspectos: a) en ocasiones, las personas con trastorno bipolar tienen otros problemas de salud, esta situación puede poner trabas al diagnóstico por parte de los médicos. b) la familia y los amigos pueden notar los síntomas, pero no darse cuenta de que tiene un problema en puerta. c) el trastorno bipolar puede presentar síntomas en común con diferentes trastornos de salud mental. Un médico puede pensar que la persona tiene un trastorno diferente, como esquizofrenia o depresión.

Para un diagnóstico de trastorno bipolar, Martínez, Montalván & Izquierdo (2019), sostienen que es necesario que se cumplan los criterios de un episodio maníaco. Antes del episodio maníaco o después, pueden haber existido episodios hipomaníacos o episodios de depresión mayor. En el diagnóstico del episodio maníaco debe existir un período bien definido de estado de ánimo anormalmente y persistentemente elevado, expansivo o irritable. Se debe verificar además, el aumento anormal y persistente de la actividad o la energía dirigida a un objetivo, que dura como mínimo una semana y está presente la mayor parte del día, casi todos los días o cualquier duración si se necesita hospitalización.

Durante este periodo existen tres o más de los síntomas siguientes o cuatro si el estado de ánimo es sólo irritable, en un grado significativo y que representan un cambio notorio del comportamiento habitual:

- Aumento de la autoestima o sentimiento de grandeza.
- Disminución de la necesidad de dormir.
- Más hablador de lo habitual o presión para mantener la conversación.
- Fuga de ideas o experiencia subjetiva de que los pensamientos van a gran velocidad.
- Facilidad de distracción.
- Aumento de la actividad dirigida a un objetivo: social, en el trabajo, la escuela, sexual o agitación psicomotora.
- Participación excesiva en actividades que tienen muchas posibilidades de consecuencias

dolorosas: dedicarse de forma desenfrenada a compras, juergas, indiscreciones sexuales o inversiones de dinero imprudentes. (Martínez, Montalván & Izquierdo,2019)

Una persona afectada por el trastorno bipolar de tipo I **ha tenido al menos un episodio de manía durante su vida,** pues este tipo de trastorno bipolar se caracteriza por la presencia de episodios de manía o, en algunos casos, mixtos, y no necesariamente el sujeto ha sufrido una fase depresiva. **El** trastorno bipolar de tipo II, **se diagnostica cuando el sujeto ha sufrido uno o más episodios de depresión mayor y al menos un episodio de hipomanía.** En ocasiones, el trastorno bipolar de tipo II puede confundirse con la depresión mayor, por lo que es imprescindible hacer un diagnóstico correcto para una mejor recuperación del paciente._(Corbin ,2020)

En el caso del episodio de depresión la presencia de cinco o más de los síntomas que a continuación se refieren, han estado presentes durante dos semanas y representan un cambio del funcionamiento anterior; al menos uno de los síntomas pueden ser: estado de ánimo deprimido, la pérdida de interés o de placer.

- Estado de ánimo deprimido la mayor parte del día, casi todos los días, según se desprende de la información subjetiva.

- Disminución importante del interés o el placer por todas o casi todas las actividades la mayor parte del día, casi todos los días.

- Pérdida importante de peso sin hacer dieta o aumento de peso o disminución o aumento del apetito casi todos los días.

- Insomnio o hipersomnia casi todos los días.

- Agitación o retraso psicomotor casi todos los días.

- Fatiga o pérdida de la energía casi todos los días.

- Sentimientos de inutilidad o de culpabilidad excesiva o inapropiada, casi todos los días.

- Disminución de la capacidad para pensar o concentrarse, o de tomar decisiones, casi todos los días.

- Pensamientos de muerte recurrentes, ideas suicidas recurrentes sin un plan determinado, intento de suicidio o un plan específico para llevarlo a cabo(Martínez, Montalván & Izquierdo, 2019)

Martínez, Montalván & Izquierdo(2019) sostienen que la presencia de síntomas melancólicos es una especificación que se aplica al episodio depresivo mayor de un trastorno bipolar I o II:

- Presencia de uno de los síntomas siguientes durante el período más grave: pérdida de placer en todas o casi todas las actividades y falta de reactividad a los estímulos habitualmente placenteros.
- Tres o más de los siguientes: una cualidad distintiva del estado de ánimo depresivo; la depresión es habitualmente peor en las mañanas; despertar precoz, al menos 2 h antes de lo habitual; enlentecimiento o agitación psicomotora; anorexia significativa o pérdida de peso y culpabilidad excesiva o inapropiada.

Para el diagnóstico del episodio hipomaníaco se necesita un período bien definido de estado de ánimo anormalmente y persistentemente elevado, expansivo o irritable, y un aumento anormal y persistente de la actividad o la energía, que dura como mínimo cuatro días consecutivos y está presente la mayor parte del día, casi todos los días. Durante el período de alteración del estado de ánimo y aumento de la energía y actividad, han persistido tres o más de los síntomas siguientes o cuatro si el estado de ánimo es sólo irritable, y que representen un cambio notorio del comportamiento habitual y han estado presentes en un grado significativo

Es importante destacar que los trastornos mentales requieren de asistencia profesional y tratamiento psicológico para poder salir adelante. Para lograr un diagnóstico totalmente válido y fiable, es de importancia acudir a un especialista. Un individuo con trastorno bipolar tiene emociones oscilantes que comprenden desde la desgana y el sentimiento de vacío. Estas fases suelen perdurar durante semanas e incluso meses y pueden afectar gravemente a la estabilidad mental de la persona que padece de trastorno bipolar (Benabarre, 2014).

Evolución de la enfermedad

El trastorno bipolar se caracteriza por episodios de manía y depresión, en forma oscilante, durante una fase maníaca, algunos pacientes pueden pasar por una ruptura total de la realidad, no obstante, la hipomanía, que es también un síntoma de la enfermedad, es un estado de alta energía en el que una persona se siente excesiva, pero no ha perdido su contacto con la realidad.

El trastorno bipolar es una enfermedad cíclica, pero al considerar su evolución, surgen dificultades que tienen que ver fundamentalmente con la selección de los pacientes, el diagnóstico, así como con la manera de recoger los datos evolutivos a lo largo del tiempo. En algunas ocasiones los pacientes con trastorno bipolar incorporados en los estudios son hospitalizados, lo que trae como consecuencia, la exclusión de un gran porcentaje de pacientes que padecen trastorno. Estos pacientes excluidos pudieran presentar mayor gravedad, deterioro y síntomas psicóticos. En la práctica clínica no se hospitaliza por decisión familiar, sobre todo, en aquellos pacientes que muestran una actividad familiar en armonía. (Martínez, Montalván & Izquierdo, 2019)

Se debe considerar la situación de cómo recoger en forma segura los datos evolutivos de los pacientes, la mayor parte de los estudios recogen información de manera retrospectiva, lo cual reviste dificultades a la hora de recordar los episodios presentados, no solo los depresivos sino también los hipomaníacos y los maníacos. Analizar la evolución y el curso del trastorno bipolar es necesario para su correcto diagnóstico y tratamiento. Se calcula que un paciente bipolar puede presentar alrededor de diez episodios afectivos en el transcurso de su vida. Los pacientes bipolares tipo II suelen presentar más cantidad de episodios depresivos y padecer un mayor número de episodios afectivos que los del tipo I (Corbin ,2020).

La verborrea en el trastorno bipolar

Mucha gente es habladora por naturaleza, todos conocemos a una de esas personas que nunca parecen guardar silencio. Sin embargo, el habla apresurada, es uno de los síntomas más comunes del trastorno bipolar. Según el Bearden (2015 citado en Medina, 2018), este síntoma se manifiesta cuando la conversación no se produce en forma bidireccional. En donde una persona que habla sin parar, interrumpe a la otra constantemente sin permitirle una participación fluida. Esto pudiera considerarse algo normal, pero no valorado, en la realidad es algo digno a considerar en las personas que se encuentran en fase de manía. Las personas bipolares en estas fases, suelen saltar de una conversación a otra, presentando información vaga y repetitiva.

Las personas que hablan mucho y bonito, resuelven y dan sugerencia, pero cuando están inmersas en situaciones no tienen respuestas. Estas personas dejan mucho que desear, en ocasiones resultan acertadas sus sugerencias, es recomendable tenerlos como amigos. Pero conjugar una relación sentimental con ellos es altamente peligroso, al final terminas decepcionado totalmente y con ganas de salir corriendo de esa trampa llena de puro balbuceo, además de ser controladores. A la hora de las pequeñas se quedan en puro parafraseo pero no pasan a la acción.

Existe una marcada tendencia en las personas a hablar más que lo que hacen, según Colombo (2018). En atención a esa afirmación surge la siguiente interrogante ¿Por qué, entonces, la mayoría de las personas hablan mucho y hacen poco? Para Colombo, cada persona debería tomar conciencia de que cada expresión emitida es una huella de energía que está emitiendo, no siempre las palabras contribuyen a construir y por más edulcoradas que se las presente, encierran detrás juicios y desvaloraciones.

En el trastorno bipolar, los pacientes se adjudican una posición de juez, que por lo general abarca a las demás personas, sin considerar al emisor. Cuando asumen esa posición, no concretan nada, y se convierten en alguien que ajusticia a los demás. En donde las palabras pueden elevar o herir, dando como resultado que las personas huirán de ellos, con tal de no sentir sus expresiones hirientes o cargadas de resentimiento. Estos seres transmiten la imagen de un aparente sabelotodo y para no reflejar su complejo de superioridad, se sienten en condiciones de decir lo primero que les viene en mente, generando conceptos no meditados ni analizados.

Para Aparicio (2019) existen personas que hablan hasta por los codos, resultando ser una pesadez para quienes están con ellos. Les da igual si lo que dicen tiene interés para los demás o si realmente aporta información sobre algún tema en cuestión. Ellos tienen la necesidad de hablar y no hay quien los detenga. Dentro de sus características comunes se destaca el hablar descontroladamente sin pensar en lo que van a decir, siempre tienen que opinar aunque no entiendan lo suficiente del tema que se está tratando o aunque nadie desee saber su opinión. Les gusta escucharse a sí mismos y ser el centro de cualquier conversación.

A continuación se describen una serie de acciones propuestas por Colombo (2018) para dejar de hablar tanto y hacer más:

a) Con la acción está la enseñanza, hace falta el impulso hacedor, no producirás nada nuevo si sólo te lo pasas hablando.

b) Orienta tus propios paradigmas, con esto dejarás de pensar en la forma de siempre y expandirás tus condiciones creativas e innovadoras, para alcanzar objetivos cada vez mayores.

c) Genera experiencias, pasando a la acción podrás superarte y transformar tus vivencias, lo cual dará lugar a sabios consejos para seguir progresando.

d) Si tratas de hablar menos de los demás, tendrás mejores historias para compartir sobre tu persona y de todo lo que has aprendido.

e) No criticar, te permitirá enfocarte en el hacer, así tendrás tiempo de hablar de los demás ni de poner tantas palabras en cosas que posiblemente jamás cumplas. Te enfocarás en tus realizaciones y esa será la energía que te auto abastecerá indefinidamente.

f) Encontrarás compañeros de ruta, estas son millones de personas que viven cada vez más en una consciencia de realización permanente. El mantenerte en acción te sintoniza con tu voluntad, fortaleza interna, pasión y entusiasmo; sentirás optimismo por la vida y aprenderás a corregir tus errores.

Para Colombo (2018) es posible que debas aprender del mismo alimento que generabas antes, en la etapa de tu otro yo, en donde sentirás en carne propia la crítica y los juicios de los demás hacia ti. La lección más importante están en que nadie es lo suficientemente grande ni cuenta con la única verdad, esto lo sostenía Kant. Para hablar de los demás, cada quien debe enfocarse en lo suyo y dejar que los demás hagan su vida, así tus acciones tendrán mayor peso que tus palabras.

Según la BBC (2019) las palabras pueden revelar más de lo que una persona trata de decir cuando las utiliza. Existe evidencia que demuestra como la personalidad es descrita, literalmente, por las palabras que utiliza una persona, incluyendo los mensajes escritos que envía. En lo que respecta a las personas extrovertidas, estas tienden a ser ruidosas y les gusta hablar mucho más que las personas introvertidas. Las mujeres extrovertidas son más propensas a tener grupos de chats, mientras que los hombres introvertidos se hablan más a sí mismos. Ambos hacen un uso del habla muy distinto.

En un estudio realizado sobre 40 voluntarios en una de las Universidades de Ámsterdam, se hizo un estudio, en donde se les pedía que observaran una foto de diferentes situaciones sociales y describieran en voz alta qué estaba ocurriendo, reflejando que el lenguaje de los extrovertidos era propenso a ser abstracto y "relajado", mientras que los introvertidos se expresaban con términos concreto, es decir, los introvertidos eran más específicos. Los extrovertidos, calificaron lo siguiente: "Este artículo es excelente". En cambio los introvertidos plantearon: "Este artículo es muy informativo" (BBC ,2019).

Otras investigaciones advierten que los introvertidos tienden a utilizar más artículos al hablar (el, la, un, entre otros.), con lo cual, por definición, se refieren a objetos o eventos. También son propensos a ser cautelosos al expresarse: utilizan quizás, a lo mejor, así como más términos cuantificables, haciendo referencias a números específicos. Los extrovertidos dicen: ¡Vamos a comer!. Los introvertidos dicen: ¡podemos ir por algo de comer!. Al parecer, no se puede evitar intentar descifrar la personalidad de otra persona por el lenguaje que usa. Continuamente las personas juzgan a otras incluso por la identidad en el mundo digital. Por ejemplo, aquellos con más números en sus direcciones electrónicas son visto como menos meticulosos (BBC, 2019).

Los Problemas laborales

Las personas con el trastorno bipolar suelen tener dificultades en el lugar de trabajo porque muchos de sus síntomas pueden llegar a interferir con su capacidad de trabajo. La bipolaridad en sí no representa ningún inconveniente para trabajar, pero algunos de sus síntomas pueden causar dificultades en el desempeño de su actividad profesional, sobre todo si la persona no está tratada. Martínez, Montalván & Izquierdo (2019), consideran que la alteración del estado del ánimo es suficientemente grave para causar un deterioro importante en el funcionamiento social o laboral.

Al presentar problemas para completar sus tareas laborares, puede propiciar dificultad para dormir, irritabilidad y depresión en otras ocasiones, unido además a los problemas personales, dando lugar a una serie de conflictos en su sitio de trabajo. Según lo planteado por Gaggino (2017), el trastorno bipolar es uno de los trastornos más incapacitantes, dando origen a las mayores tasas de desempleo y menores salarios en comparación con las personas que no padecen el trastorno.

Las personas con trastorno bipolar tienen menos interacciones sociales y menores redes de contención social que sujetos sanos de la misma edad, propiciando importantes alteraciones en el funcionamiento social. Por otra parte, tienden tener menos posibilidades de estar en una relación de pareja seria o contraer matrimonio. Aparentemente estas dificultades sociales se mantienen a pesar de los episodios, predicen la posibilidad de futuras recaídas y son un factor de riesgo para el desarrollo de síntomas depresivos.

Las personas que sufren este trastorno, aprovechan su energía cuando se encuentran en una fase de hipomanía, en donde su acción puede resultar ser altamente productivo, sin embargo, en contra parte pueden darse a la tarea de planificar grandes proyectos, que nunca terminan y que luego quedan cesantes, desviando la atención hacia otras actividades.

En un estudio realizado con 164 pacientes con trastorno bipolar, se halló que existe una relación directa entre los síntomas depresivos del trastorno bipolar y el funcionamiento social. Del total de la muestra, la mayoría exhibía al menos algún tipo de dificultad social, y un tercio de los sujetos manifestaba dificultades en una prueba de competencia social. Dichas deficiencias no estaban relacionadas con factores demográficos, pero sí se halló un menor rendimiento en sujetos desempleados (Depp et.al., 2010 citado en Gaggino, 2017).

Martínez, Montalván & Izquierdo (2019) consideraran que los síntomas causan malestar clínicamente significativo o deterioro en lo social, laboral u otras áreas importantes del funcionamiento y el episodio no se puede atribuir a los efectos fisiológicos de una sustancia o de otra afección médica.

Trastornos en la alimentación

En algunas ocasiones, las personas con trastorno bipolar pueden tener algún trastorno de la alimentación como es el caso de la bulimia. Para Intramed (2019) los datos de un ensayo clínico han demostrado que la forma en que las personas responden al tratamiento para el trastorno bipolar, puede estar determinada por su peso y la calidad general de su dieta. Esto se considera en el caso de hacer uso de una dieta rica en alimentos, que fomenten la inflamación general. Es posible que los resultados sean precipitados, pero en el caso de repetirse, puede significar que el tratamiento de algunos problemas de salud mental en los paciente pudieran beneficiarse de la inclusión de consejos dietéticos.

Un grupo de científicos australianos, alemanes y estadounidenses han demostrado que aquellos que tienen una dieta de alta calidad, una dieta menos inflamatoria o un Índice de masa corporal (IMC) bajo pueden responder mejor a un tratamiento nutracéutico complementario proporcionado como parte de un ensayo clínico. Si estos resultados pueden ser confirmados, entonces es una buen aporte para las personas con trastorno bipolar, dado que existe una gran necesidad de mejores tratamientos para la fase depresiva del trastorno bipolar, esto lo afirma la investigadora principal Melanie Ashton, de la Universidad Deakin en Australia(Intramed,2019).

En un estudio con una duración de 16 semanas se consideraron 133 participantes, elegidos al azar para tomar una combinación de compuestos derivados de alimentos. Para esto los investigadores midieron el IMC al comienzo del estudio, la depresión y cómo ésta en una persona pudiera afectar su vida cotidiana. Los participantes completaron un cuestionario sobre los alimentos de consumo habitual durante el año, para luego calcular un puntaje de calidad de la dieta. Las dietas buenas incluían una dieta saludable con muchas frutas y verduras, mientras que las dietas de peor calidad tenían más grasas saturadas, carbohidratos refinados y alcohol. Estos tipos de dietas se clasificaron como antiinflamatorios o proinflamatorios en atención a los alimentos que producen efectos de carácter inflamatorio.

Ashton(citada en Intramed,2019) indicó que las personas que tenían una dieta con propiedades antiinflamatorias o un IMC más bajo, mostraron una mejor respuesta al tratamiento nutracéutico adicional, con respecto a las personas que hacen uso de una dieta que incluye alimentos que promuevan la inflamación, o que tengan sobrepeso. Esto significa, que el tratamiento para el trastorno bipolar debería tener en cuenta lo que come una persona y su peso, verificando además, si estos resultados se pueden repetir en un ensayo más amplio.

Los investigadores, destacan que el estudio, se trató de un ensayo al azar controlado, en donde los resultados obtenidos fueron exploratorios; es decir, no fue el resultado principal lo que se estaba probando. Este resultado se puede considerar estadísticamente significativo, pero el estudio no fue diseñado específicamente para probar el efecto de la calidad de la dieta. Se indica, que sobre las dietas inflamatorias y el IMC en la respuesta a los medicamentos en general no se puedan formarse conclusiones firmes, para esto es necesario ver el trabajo replicado en un estudio más amplio. Un aspecto digno a considerar, está en tomar en cuenta lo que come una persona y su peso para con el tratamiento en el trastorno bipolar,

La bulimia y el trastorno por atracón (ingesta compulsiva de alimentos en forma recurrente) son trastornos propios del síndrome bipolar. Para Gutiérrez y Álvarez (2017), un 6 por ciento de las personas con bipolaridad presentan, un trastorno de la conducta alimentaria. El inicio del síndrome bipolar es más temprano si existe un trastorno de la conducta alimentaria previo, sobre todo si se trata de anorexia nerviosa, entre tanto la comorbilidad sobrelleva a que los afectados padezcan depresión y procesos hipomaníacos; esta consecuencia se da con mayor frecuencia en los pacientes bipolares con bulimia.

Si bien el trastorno bipolar suele aparecer primero en un 55,7 por ciento de los casos, en un 34,3 por ciento de los pacientes sucede a la inversa. Los estudios revelan que existe una gran correlación entre los trastornos de la conducta alimentaria y el síndrome bipolar, la cual se asocia a una mayor gravedad de este último (Gutiérrez y Álvarez, 2017).

Depresión

Una persona que se encuentra en un estado depresivo bipolar pudiera dar muestras de alguien normal con depresión. Ellos tienen los mismos problemas de energía, apetito, sueño y atención, que aquellos que sufren una depresión debido a otros factores. La depresión es una enfermedad muy común en el ser humano que puede afectar hasta a una de cada cinco personas a lo largo de sus vidas; mientras que el trastorno bipolar es una enfermedad menos frecuente que puede afectar hasta a un cinco por ciento de la población mundial.

Estas patologías, tienen tendencia a la recurrencia y a la cronicidad, requieren tratamiento prolongado en muchos casos, sobre todo el trastorno bipolar. La diferencia entre ambas condiciones médicas es que en el trastorno bipolar, además de depresión, hay episodios de manía o hipomanía (López, 2018).

Para López, cuando un profesional de la salud mental evalúa a una persona en su primer episodio depresivo, el cual pueda o no contar con antecedentes de trastorno mental, debe identificar si esa persona pudiera potencialmente tener un trastorno bipolar. Si el paciente ha tenido previamente algún episodio maniaco o hipomaniaco, aunque no haya sido diagnosticado previamente, casi inequívocamente se va a tratar de un trastorno bipolar; mientras que si es el primer episodio afectivo y nunca ha tenido un episodio maniaco o hipomaniaco, el diagnóstico va a ser más complicado, puesto que podría tratarse del primer episodio de un trastorno bipolar o de un episodio depresivo de un trastorno depresivo mayor. Si el primer episodio depresivo aparece en una persona joven de 20 años, además de contar con algún familiar cercano diagnosticado de trastorno bipolar. Aunado a que sus síntomas han aparecido bruscamente, se encuentra anormalmente irritable con su familia y no responde bien a los antidepresivos pautados por su médico de cabecera, es muy posible que se trate de una depresión bipolar.

La experiencia clínica y los estudios epidemiológicos han logrado establecer una serie de características del episodio depresivo que nos orientan hacia el diagnóstico de un trastorno bipolar. Estas características, según López (2018) se pueden resumir en:

- Inicio precoz del episodio depresivo, es decir, antes de los 25 años.
- Mayor número de episodios depresivos a lo largo de la vida
- Antecedentes familiares de trastorno bipolar
- Comienzo rápido de los síntomas depresivos
- Episodio depresivo de inicio en el posparto
- Mayor gravedad de los episodios depresivos
- Peor respuesta a los antidepresivos convencionales, incluso la aparición de hipomanía inducida por antidepresivos
- Presencia de síntomas psicóticos
- Síntomas atípicos de depresión (aumento de apetito, aumento de horas de sueño, cansancio y pesadez en extremidades)
- Impulsividad
- Irritabilidad, agresividad y hostilidad
- Abuso de sustancias adictivas (alcohol o estupefacientes)

Los episodios depresivos como los maniacos y/o hipomaniacos son indeseables y ocasionan sufrimiento al paciente y a sus familiares. Para López, la manía y la hipomanía son estados de ánimo exaltados que conllevan irritabilidad, enfado, euforia, insomnio, hiperactividad, pérdida de la sensatez, entre otros. Los antidepresivos típicos no funcionan bien en los pacientes que son bipolares, empeorando su estado, incluso pueden acelerar el ciclo bipolar o bien enviar a alguien a un episodio de ruptura con la realidad.

Los antidepresivos pueden ser peligrosos en personas con este trastorno, ya que pueden enviarlos a la manía. López, sostiene que resulta muy importante poder saber si la persona sufre un trastorno bipolar o no, dado que los tratamientos empleados para la depresión unipolar, es decir, la depresión normal, no sirven, e incluso están contraindicados en el trastorno bipolar.

Irritabilidad

Para Hernández (2019), la irritabilidad se define como la falta de control en el temperamento, lo que genera ataques de ira. El enojo es una respuesta emocional y física que provoca que las personas quieran intimidar o incluso atacar a una persona que perciben como amenazante. En alguna que otra situación los seres humanos cuentan con días malos, en donde se puede experimentar síntomas de manía y depresión al mismo tiempo, esta es una de las razones por las que este tipo de bipolaridad es mucho más difícil de reconocer, dando lugar a situaciones extremadamente irritables.

Según Fava (citado en Hernández, 2019) la irritabilidad no aparece como síntoma de depresión para los adultos, sin embargo sí se considera para pacientes niños y jóvenes. Uno de los síntomas de padecer depresión es estar muy irritable o incluso sentirse enojado, generalmente estos estados de ánimo no se asocian a esta enfermedad. La depresión generalmente está relacionada con sentimientos de desesperanza, tristeza, falta de motivación y concentración. Sin embargo, varios investigadores han encontrado una fuerte relación entre la irritabilidad, la ira y la depresión. Fava destaca, que durante sus años como estudiante de Medicina, aprendió que los pacientes depresivos tienen un enojo hacia sí mismos y no hacia los demás. Sin embargo, esto no correspondía a lo que observaba en sus pacientes, en donde 1 de cada 3 personas que trataba tenían problemas de ira, se enojaban, lanzaban cosas, gritaban o golpeaban puertas.

Un adulto que presente mucho enojo, bien pudiera ser diagnosticado con un trastorno bipolar o de personalidad. Para esto es importante que los psiquiatras empiecen a relacionar la irritabilidad y la depresión para realizar un diagnóstico acertado, dado que así se permite recetar un tratamiento acorde para sanar al paciente.

Fava, considera que los ataques de ira pueden ser una respuesta similar a los ataques de pánico. En su investigación, las personas que sufrían enojo mejoraban su temperamento al ser medicados con antidepresivos. Esta relación entre depresión e ira no ha sido suficientemente estudiada. Incluso en las escalas para evaluar si un medicamento funciona para tratar la depresión no se incluye ningún tipo de índice relacionado a la ira. (Hernández, 2019)

Se hace necesario buscar tratamiento médico si se sufre de ira. El Dr. Mark Zimmerman, profesor de Psiquiatría en la Universidad de Brown, asegura que la ira y la irritabilidad son síntomas tan comunes como lo son la ansiedad y la depresión en pacientes que necesitan tratamiento mental. Zimmerman y sus colegas realizaron una encuesta en 500 pacientes que visitaban por primera vez un hospital para tratar un problema psiquiátrico, dos tercios de las personas reportaron tener altos niveles de irritabilidad y enojo.

Otro estudio mostró que mayores niveles de irritabilidad y enojo podrían estar asociados a mayores niveles de depresión o ansiedad crónica o severa. En muchos pacientes con depresión la ira podría estar afectando sus relaciones familiares o con amigos. Gritar, insultar, hacer comentarios sarcásticos y tener actitudes crueles puede alejar a las personas lo que provoca mayor soledad y eso podría empeorar una depresión. Todo esto podría tratarse si las personas aprendieran a reconocer estos síntomas como signos de una enfermedad mental. Crear consciencia y terminar con los estigmas de la enfermedad mental podría ayudar a más personas a buscar ayuda profesional (Hernández, 2019)

Los Patrones de sueño irregular

Las personas con trastorno bipolar a menudo presentan problemas de insomnio, durante una fase de depresión, pueden dormir demasiado y sentirse cansados todo el tiempo. Durante la fase maníaca, la inquietud puede no dejarle dormir, y a pesar de todo no llegar a sentir nunca cansancio. Uno de los puntos más importantes en el tratamiento de la bipolaridad es intentar dormir lo mismo cada noche, cumpliendo unos horarios preestablecidos.

El insomnio es un trastorno del sueño que afecta en gran medida a la población, que se ve limitada en sus actividades diarias por dificultades para dormir, hecho que incide en el rendimiento y en los niveles de energía que se tengan para iniciar un nuevo día, además de la concentración y la productividad. Generalmente, surge cuando las personas tienen inconvenientes para dormir al pasar 30 minutos en la habitación o cuando se interrumpe en horas de la noche o en la madrugada, lo que impide mantener el estado de descanso y la relajación. En definitiva, esto incide negativamente en el modo de vida de quienes lo padecen, ya que el deterioro ocupacional y social es sustancial(Calderon, 2020)

En cuanto a las causas, estas tienen que ver con la aparición de enfermedades metabólicas, neurológicas, hormonales, digestivas, cardiovasculares, entre otras que originan dolor e impiden el sueño. También hay cierta prevalencia en las enfermedades psiquiátricas vinculadas con la ansiedad, la depresión, la esquizofrenia y la insomnia bipolar. Por ello, muchos erróneamente consideran que el insomnio es una enfermedad mental.

Las causas externas también influyen en gran medida y están relacionadas con los factores socio ambientales que impactan negativamente en la vida del individuo, entre ellos, abuso de medicamentos, malos hábitos, trabajo excesivo y demás costumbres adquiridas durante la infancia. Identificar la causa que origina el insomnio es fundamental para solucionar el problema, eliminando patrones y círculos viciosos.

El insomnio puede tratarse implementando nuevos hábitos saludables y canalizando las emociones. Los programas que se promueven en consulta se rigen por el cambio de conductas, reducción de la activación y sustitución de pensamientos. Hay que establecer un horario para dormir, tanto al acostarse como al levantarse, eliminar las siestas durante el día y acostarse únicamente cuando se tenga sueño.

La relajación es muy importante, al igual que la alimentación y el ejercicio. Otra recomendación está dirigida a disminuir la ingesta de bebidas alcohólicas. Se trata de una especie de control voluntario de las funciones fisiológicas. En casos complejos, llegan a consulta pacientes con trastornos emocionales que afirman que es malo ser bipolar o no saben qué hacer, pero todo parte de canalizar los sentimientos y contar con la asesoría de un especialista que analizará si es prudente prescribir medicamentos de manera excepcional, evaluando sus beneficios para evitar posibles efectos secundarios.

Según Calderon (2020), los médicos indican que lo recomendable es dormir mínimo por espacio de 8 horas. En algunos pacientes se presentan cuadros de insomnio temporal que duran días o incluso semanas, pero hay otros que sufren de insomnio crónico durante meses y años. Los más vulnerables son los que se desesperan y experimentan episodios de ansiedad y preocupación por tratar de conciliar el sueño, esto tiene que ver con los rasgos de la personalidad, asociados a individuos pesimistas, exigentes o perfeccionistas que quieren tener siempre el control de todo y se aíslan por completo.

La edad del matrimonio en un bipolar

Obviamente una fase inicial ante todo proceso matrimonial se presenta una etapa crucial, el enamoramiento, acciones llenas de frases platónicas como el amor, en donde bajo ese manto amoroso, todo es válido, aceptable, posible, indetenible, un frenesí que sirve de chequera para el preámbulo matrimonial. En atención a lo anterior surge la siguiente interrogante ¿Los bipolares se enamoran?, ante esto la autora Medina(2018) plantea , que uno de los mitos respecto al trastorno bipolar tiene que ver con las relaciones afectivas, en vista de que, dados los cambios de estados anímicos en las personas, se cree que en realidad un bipolar no puede enamorarse.

Medina alude al hecho de la comparación de dos etapas del trastorno bipolar, la primera en donde las personas suelen sentirse más energéticos, sociables, felices, es entonces en donde muchas veces pueden declararse enamorados profundamente. Para una segunda, cuando se presentan episodios depresivos puede ocurrir todo lo contrario, acá es usual una actitud apática y baja en el deseo sexual. No obstante, los cambios de estados anímicos no tienen nada que ver con la capacidad de enamoramiento de una persona con trastorno bipolar. Para Medina, las personas bipolares se enamoran del mismo modo que una persona sin trastorno bipolar.

Los cambios en el estado de ánimo pueden dificultar la socialización y por ende el mantenimiento de una pareja estable. Aunque los síntomas del trastorno bipolar se pueden controlar con medicamentos y psicoterapia, todavía pueden afectar las relaciones, tal vez especialmente las románticas (Menéndez, 2018). Cuando eres consciente de tu condición de bipolar, es posible que estés al tanto del impacto que pueda generar en una relación amorosa. Existe la posibilidad que te sientas nerviosismo al intentar iniciar una relación de pareja, con el atenuante de contar del momento apropiado para comentarle que padeces de cambios de ánimo momentáneos.

Para Benabarre (2014) la mayor parte de estos pacientes con estados de ánimos cambiantes pasan parte de sus vidas en oscuras y tenebrosas depresiones, en donde las relaciones interpersonales son escasas, pobres e inexistentes. En mayoría suelen tener una baja autoestima, que también les dificultan el establecimiento de relaciones de pareja.

Cuando cambia la neuroquímica, aparece la tormenta dopaminérgica cuya consecuencia es la fase hipomaníaca o maníaca, es entonces cuando el paciente se siente liberalizado y es la imagen a contemplar de lo descrito anteriormente, según el Dr. Benabarre, el tiempo de duración de estos estados puede depender de: a) La duración de la recaída, en los casos que el enamoramiento sea muy sintomático. b) Las características de personalidad de la persona enamorada. c) Las intenciones de la persona enamorada. e) Las circunstancias sociales y del entorno del paciente. f) La respuesta a los fármacos o medidas de tratamiento, en caso de necesitarlos.

Según Benabarre (2014), se supone que los pacientes con síntomas de bipolaridad, al igual que todos los enamorados, deberían sentir lo mismo, pero quizás de una forma ampliada y exagerada. Para Benabarre, probablemente su actuación puede ser poco predecible, sorprendente, asumiendo riesgos de forma nada reflexiva, dejando entrever a las personas de su alrededor como una situación exclusiva.

Las personas que conocen bien a los pacientes que ya han sido diagnosticados, saben identificar su situación, puesto que el conjunto de los cambios conductuales presentados exhiben cierta relación con las fases del enamoramiento, así como también los remontan a otros episodios previos de la enfermedad.

En lo que respecta la otra contra parte de la relación amorosa, es decir, el que no se encuentra patológicamente enfermo participará en todas las propuestas del enamorado bipolar. Acá se presentará una desinhibición, en donde bien se puedan presentarse más relaciones sexuales, hacer viajes, un relativo incremento de los gastos económicos, así como también una protección a ultranza de su pareja por parte del paciente patológicamente enamorado

En lo que respecta a los bipolares enamorados, la mentira es su caldo de cultivo, en donde una relación que se inicia rápido, tiene más probabilidades de terminar rápido. Se puedan dar relaciones poco habituales, las cuales tendrán que existir en el terreno de lo clandestino, motivo por el que en estas circunstancias, pacientes y no pacientes, tienen más tendencia a recurrir al recurso aparentemente solución, pero en realidad, el veneno y la sentencia de la relación es la mentira, la cual suele darse entre ellos mismos y su alrededor (Benabarre, 2014). El paciente diagnosticado de trastorno bipolar, naturalmente por su exaltación emocional y la hiperproyección vital, puede tener más fácilmente la idea de que su pareja está terriblemente enamorada de él o ella, situación que también puede tener otras interpretaciones por parte de la otra persona, llegándose a aprovechar del paciente.

La fase de depresión, puede marcar un cambio por completo de la perspectiva de la relación amorosa, lo que antes era ilusión, desenfreno, alegría, proyectos y vitalidad, se convierte en un no poder hacer nada, tristeza, apatía y perspectivas muy negativas de futuro, según el Dr. Benabarre. Existe una diferencia entre enamoramiento e ilusión por una relación, la ilusión por una relación es algo más fugaz aunque puede llegar a ser muy intenso y más dependiente de una situación, neuroquímica cerebral, social, entre otros. El enamoramiento tiene que ver con más proyectos de futuro, no es tan volátil o fugaz, por lo tanto, también tiene más probabilidades de sobrevivir al estado depresivo que la mera ilusión, propia de posibles fases hipomaníacas o maníacas.

Lo referido a la promiscuidad e infidelidad, son propios de los enfermos de trastorno bipolar para Benabarre, en las fases hipomaníacas y maníacas, los médicos en algunas ocasiones tienen que incidir a menudo en orientaciones para con los recursos anticonceptivas, así como también en consejos sobre relaciones sexuales sin riesgos. En vista del riesgo que revisten los casos de embarazos no deseados, lo que da lugar a problemas personales, sociales y económicas.

Para con la infidelidad, estas pueden repercutir socialmente en los pacientes y sus familias, implicando grandes desajustes. La probabilidad de que las relaciones sean clandestinas, como lo considera Benabarre es más elevada. Es por este motivo que a menudo se producen separaciones y divorcios, que fragmentan familias, separan de los hijos y generan cambios económicos en personas que por estar afectas de la enfermedad a menudo son limitantes.

Para Menéndez (2018), el aumento de la libido en los estadios de cambio de ánimo se deben a un incremento en los niveles de dopamina, lo cual en algunos casos pueden dar lugar a cambios en las preferencias por las prácticas sexuales, tales como: sexo con desconocidos, infidelidad, libertinaje erótico, entre otros. En un episodio maníaco una persona con cambios de ánimo, pudiera considerarse enamorada, lo cual Menéndez denomina enamoramiento patológico, caracterizado por trastornos de sueño, hiperactividad e irritabilidad. En esta etapa, según la autora no es tarea fácil para la persona con trastorno bipolar percatarse de que esta en presencia de un enamoramiento patológico.

Los episodios maníacos dan origen a relaciones muy intensas debido a los cambios neuroquímicos en el cerebro, lo cual constituye una fase efímera y se distinguen de un verdadero enamoramiento, el detalle está, para con las personas con trastorno bipolar es que su conducta y sensaciones emocionales cambian de los episodios maníacos a los depresivos, dado que los niveles de dopamina bajan considerablemente, reduciendo así la libido (Menéndez, 2018).

La diferencia de las relaciones afectivas en personas con trastorno bipolar se dan justamente en episodios maníacos e hipomaníacos, en donde las personas suelen actuar de manera acelerada, ser más desinhibidos, tener emociones más intensas y un aumento en el apetito sexual(Medina,2018). En estos cambios de comportamiento surge el mito de que las personas con trastorno bipolar no pueden mantener una relación estable, por ejemplo, éstos pueden iniciar una relación muy rápido, sentirse enamorados muy rápido, pero no será algo duradero. No todos los casos son iguales, pero existe una prevalencia en los casos de aquellas relaciones que coinciden con los episodios maníacos. Como se mencionaba anteriormente, en esta etapa es más probable que se inicien relaciones pero a veces puede ser producto del propio episodio.

La inestabilidad afectiva suele ser recurrente en este tipo de relaciones iniciadas apresuradamente. En aquellos casos que las relaciones ya son estables y han pasado por ambas fases; maníaca y depresiva, es importante que la pareja sepa del trastorno bipolar. De esta manera se evitarán malos entendidos y podrá existir mayor comprensión en los cambios de comportamiento en cada una de las etapas.

Los enamoramientos patológicos en los pacientes diagnosticados de trastorno bipolar resultan nocivos para sí mismos, en el sentido que pueden tener unas repercusiones sociales y personales graves. Los pacientes pueden a veces ser objeto de engaño o de un autoengaño. Lo más frecuente que suele ocurrirles son consecuencias como separaciones matrimoniales o pérdida de las parejas. En lo que respecta a las parejas, naturalmente la infidelidad es un problema y también la prodigalidad económica que pueden presentar en circunstancias de manía o hipomanía, puede serlo.

Para Menéndez (op.cit) en circunstancias de gravedad psicopatológica y concretamente en el caso de que existan ideas delirantes, también puede existir cierto asedio a la persona idealizada, aunque esta situación pudiera ser la excepción y para nada algo frecuente en el contexto de los trastornos bipolares.

En el momento en el que existan síntomas más graves como el delirio erotomaníaco, por parte de la persona de la cual está enamorado(a) el paciente puede verse asediada, perseguida, controlada, no obstante, no suele ser frecuente un riesgo elevado para ella. Lo más habitual está puede venir dado por molestias como llamadas de telefónicas, mensajes, cartas, entre otros.

Cuando se hace referencia a la no existencia de un riesgo vital, es porque los homicidios y las agresiones no son comunes, es decir, los pacientes bipolares, no registran un alto porcentaje en delitos por agresividad, con respecto a la población general. Se puede destacar que los problemas de enamoramiento, no son propios de los trastornos bipolares según Medina (op.cit). Dado que existen otros trastornos de la personalidad como los delirantes crónicos, la esquizofrenia, entre otros, cada uno con indicadores diferentes.

Para el Dr.Benabarre, se hace necesario la prevención de los enamoramientos patológicos, mediante la consecución de estabilidad anímica, esto no la finalidad de evitar algunos enamoramientos que solo van a desencadenar sufrimientos a los pacientes y a las personas de su entorno. No obstante los pacientes con cualquier enfermedad, edad, sexo y religión puedan continuar enamorándose, lo cual dependerá en parte de su calidad de vida.

Benabarre, sugiere a las personas con trastornos bipolares no caer en enamoramientos, sin antes tomar la medicación adecuadamente. Los trastornos bipolares son enfermedades de causa genética, que se manifiestan por una alteración del funcionamiento de las estructuras del sistema límbico, sistema que se encarga de la estabilidad de las emociones. Los medicamentos son el único recurso para lograr una estabilidad anímica, para lograr que el sistema límbico funcione como un motor entonado. Se hace necesario además, contar con personas de confianza que puedan supervisar la evolución del paciente, verificando y revisando si este ha sigue con la medicación asignada, esto con miras a evitar una recaída.

La pareja de un enfermo bipolar, debe ser una persona altamente equilibrada, mostrar mucho afecto por la persona con la cual convive, amándola(o) en la mayor de los casos, apoyándola en sus necesidades y ofreciéndole mucha compresión. Pero es de importancia según el Dr. Benabarre, aprender a diferenciar, aquello que ha hecho la persona en un momento de enfermedad o lo que ha podido hacer con premeditación sin respetarla a lo largo del tiempo.

A continuación se presentan una serie de planteamientos por parte de personas que han compartido con personas que supuestamente presentaban bipolaridad, las cuales fueron tomadas del blog de Medina (op.cit), su redacción está conformada por las ideas principales.

Planteamiento 1.

Mantuve una relación con una expareja durante 3 años, todo parecía una belleza. Al momento de conocerlo, él estaba pasando por una situación en la que no convivía con su familia, vivía encerrado. El inicio relación fue complicada, en vista de que él era una persona muy callada, con una mirada fuerte, oscura, no obstante, seguí llevando mi relación con él. Con el paso del tiempo comenzaron a darse discusiones, malos tratos, humillaciones, cambios de humor repentinos, me trataba mal con sus palabras, chantajes. No llegó a pegarme, pero si me decía que se quería matar, y eso pues me hizo cambiar como persona. Me volví una persona insegura de sí misma, con baja autoestima producto de esa relación, y no sé cómo volveré a ser esa misma chica alegre la cual era en el pasado, antes de conocer a esa persona.

Planteamiento 2.

Estuve con un chico con el mismo trastorno y he llegado a la conclusión de que lo mejor es ir a terapia. Creo que todos pasamos por ese sentimiento de culpabilidad, pero es algo de lo cual tenemos que desvincularnos y pensar que todo lo que ocurre es debido a la enfermedad de la otra persona y a la falta de información en muchos casos, de nosotras como pareja, pero en ningún momento es culpa nuestra.

Planteamiento 3

Estoy de novia con alguien que sufre de trastorno bipolar, no entendía su actitud hasta que me puse a investigar, en realidad no tengo idea de cómo ayudarlo, él no entiende que lo sufre es muy complicado, es negativo a todo, se enfada; he tenido mucha paciencia y trato de girar ese mal humor o cambio de temperamento, pero últimamente se me está haciendo difícil, ahora se mezcla su inseguridad y celos, no me deja llegar a él y terminamos en discusiones que solo me hieren, hasta el mismo ha llegado a golpearse o romper cosas.

Planteamiento 3

Fui novia de una persona bipolar por seis meses, mi pareja era la persona más tierna y estable del mundo, teníamos mucho en común, desde nuestros inicios en la relación yo supe que padecía el de la enfermedad pero a medida que paso el tiempo la relación empezó a tener problemas. Muchas mentiras de su parte de por medio y muchos cambios drásticos de actitud, el comienzo a dejar de tener interés o si lo tenía era por pocos ratos y poco a poco la persona que conocí se fue yendo. Es por eso que recomiendo a la pareja en la cual una de ella sufra el trastorno lleve a cabo una terapia porque se sufre demasiado y no siempre se tiene la fuerza suficiente como para contener ese trastorno de personalidad en tu pareja.

Planteamiento 4

En una relación mi pareja me conto que su hermano era bipolar, lo tomé como algo normal y le di mi opinión según lo que sabía. Le conté que estaba saliendo de una relación y que no tenía nada con esa otra persona. Acordamos conocernos y ver como avanzaban las cosas, en una ocasión se comportó muy raro como con molestia, incluso no quiso hablar conmigo en todo el día, en la noche me argumentó que no se sentía bien respecto a la situación. Una noche todo estaba bien y al otro día, resulto que alguien le mando mensajes a su mama insultándola y amenazándola por nuestra relación, dentro de esos mensajes dijeron cosas que realmente nadie externo sabía solo personas muy cercanas. Me di cuenta de algunos detalles que me hicieron dudar de la veracidad de esas amenazas y sospecho que ideo todo para sabotear la relación, ¿pudiera ser esta persona bipolar? ¿Una persona con este padecimiento puede sabotear de cierto modo su relación?

Planteamiento 5

Durante tres años mantuve una relación con una persona bipolar y ella manifestaba siempre un gran amor, pese a que en varias ocasiones escuchaba cosas que no me cuadraban, no le daba importancia y siempre mantuve una dedicación plena pues la amaba mucho. No obstante, debo decir que ella manifestó de entrada que padecía de ese trastorno, que no alcanzaba a comprender. Se trataba de una persona vulgar, ordinaria y mentirosa al extremo, situación que entendí al terminar la relación. Me quedó el sabor amargo de la deslealtad y el odio manifiesto que muestra cuando raras ocasiones que nos encontramos. Huye de mí como si yo fuera un espanto, duele que te desprecien cuando diste lo mejor de ti. Pudiera pensar que no se sintiera enamorada, lo que no puedo y jamás podré comprender es el odio y lo mala persona que resultó ser. Es posible que debió atravesar por una etapa maníaca y luego depresiva, no obstante no soy tan tonto como para suponer que en todo este tiempo no haya logrado estabilizar sus emociones y al menos llamar para pedir disculpas. Más allá de su enfermedad, detrás de todo está la persona y si hubiera resultado ser quien decía ser, hubiera tenido la bondad de al menos demostrarlo. Con más razón por tratarse de una profesional de la salud mental, considero además que de padecer su enfermedad, se trata de alguien bastante mala persona, en realidad no puedo justificarla bajo ningún concepto. Mis sentimientos hacia ella fueron los que he descrito, mas no lo puedo demostrar pero créanme que es así. Con todo respeto a quienes padecen este trastorno, no lo he descrito como bipolaridad, simplemente hago alusión a una persona desagradable.

Planteamiento 6

El que fue mi esposo era la persona más entregada y especial, nos comprendíamos muy bien, tuvimos una relación de 17 años, 2 hijas y nunca observé ningún comportamiento que me hiciera pensar o sospechar de ese trastorno. Pero cuando empezó a cambiar, fue abismal, cero interés, introvertido, indiferente. Como si viviera solo, se fue de la casa, regresa después de 6 meses, arrepentido y con todo el interés de retomar la relación. Nos dimos otra oportunidad, mostrando toda disposición y actitud de entrega, amoroso. La estabilidad le duró 6 meses y volvió a ocurrir otra vez lo mismo, cero interés, nada de comunicación, un odio impresionante para conmigo. Luego me enteré por su mamá que en su adolescencia había tenido un trastorno y había estado interno en un hospital psiquiátrico, eso fue algo muy duro. Nos volvimos a separar, no entendía su odio contra mi y el desinterés por sus hijas. Nuestra relación muy tristemente se acabó, la cual se creía algo hermoso y que incluso envidiaba muchos. En este momento no hay comunicación con él, sus actitudes siguen siendo de gran odio y resentimiento.

Planteamiento 7

En una relación de más de 8 años con alguien, que reaccionaba del amor al odio en segundos, en otros en días su actitud era muy radical, al inicio de la relación creía que era por un pasado difícil de él. Con los años me convencía que no era normal en su trato conmigo, desde que lo conocí solo trabajo un año, pues era un caos con la gente y no lo soportan, abrí tres negocios para que el trabajara y me dejo con enormes pérdidas, pues de repente se enojaba y dejaba todo votado. Lo ayude para con una profesión para que pudiera tener un buen trabajo y cada que se molestaba me gritaba que él nunca había querido esa carrera y la odia, obviamente cuando estaba en calma era el hombre perfecto. Pero en minutos por algo cambiaba y se iba con su mama, lo peor es que entre él y yo como pareja no había problemas, eran sus miles de fantasías que el inventaba y según el moría de celos y por eso me trataba muy mal, me humillaba, me insultaba y se alejaba. Sus actitudes eran ilógicas, pues desconocía que él estaba enfermo, obviamente yo siempre he trabajado. Mi trabajo profesional me permite el trato con mucha gente, a raíz de la situación me tuve que alejar de todos mis amigos y hasta de mi familia porque él era muy demandante y solo quería ser él. Tras ocho años de vivir contra viento y marea con su mal carácter, traté de darle todo mi amor y luche para verlo bien, en verdad estaba ciega, pues por un tiempo justifique sus malos tratos. Me dejo muchas veces en esos años, hasta que yo empecé a dejarlo irse y no buscarlo, así que él se tomaba sus 15 días o un mes y después llegaba a hablar conmigo con mil promesas de voy a cambiar. Lo recibía, él no tenía nada, solo un cuarto en casa de su madre, su inestabilidad no le dejaba crecer, hace un año cuando regreso le dije debemos ver a un psiquiatra porque me estas volviendo loca. En realidad no sabía como tratarte, luego supe que presentaba trastorno bipolar, al inicio tomaba los medicamentos y después los dejaba, no quería cambiar. No logró nada por ser diferente y sus cambios de ánimo se hicieron cada vez más insoportables, yo tenía un asunto con mis hermanos y el tomo sus cosas y se fue, me envió un mensaje de odio como solía hacer cuando no cumplía con sus caprichos y desapareció. Luego me envió muchos mensajes de odio, entonces decidí no seguir hundida en este caos de sentimientos. Según mi experiencia, ni con mucho amor, ayuda profesional, nada hace que una persona cambie, hay maldad en este tipo de personas. No puedes justificar lo malagradecidos y malas personas a gente con este trastorno, desconozco el comportamiento de otras personas enfermas y respeto a quien tenga la enfermedad. Que luchen de verdad por no ser malvados y ser sinceros, las personas que los aman y dan todo por ayudar terminamos en un pantano. Quien era mi pareja sigue su vida feliz, en cambio yo, presenté una depresión grave, para lo cual me dieron medicamento, el pago de amar incondicionalmente a ese hombre fue mi tortura. Ruego salir de todo esto pues a nadie le deseo este dolor y confusión de haberme cruzado con una persona no solo enferma de una trastorno bipolar, sino también un cobarde, pues me entere que cuando se iba seguía con su promiscuidad, era un mentiroso, traidor y desleal, manipulador y aun así regresaba a seguir viviendo conmigo.

Planteamiento 8

Me casé con un hombre que sufría de trastorno bipolar, yo puse todo de mí, pero muchas personas me aconsejaban que lo dejara por que iba ser mi cruz. Desde el momento que lo conocí nunca me mintió y me contó que el sufría del trastorno bipolar, yo ignoraba que era el trastorno bipolar y nunca investigue a fondo pensando que no era algo grave, habían días que me llamaba y cortaba la relación y luego volvía. Quedé embarazada y nos casamos, encontró un trabajo estable, todo bien hasta que después de tres años le dio la manía, verlo así era algo nuevo rompió las patas de los muebles con una sierra y desordeno todo el departamento. Para él nos estábamos mudando, lo lleve a un centro psiquiátrico y estuvo un mes, un psiquiatra me recomendó que lo mejor era que me separara, que yo me iba a enfermar por tantos altibajos y fue así me dio ansiedad generalizada. Cuando salió de la casa de reposo le propusieron un trabajo en el extranjero, yo le dije que si él quería, nosotros podíamos visitarlo. Nos comunicábamos todos los días hasta que un día dejo de comunicarse como un mes y no entendía que había pasado, pienso que se enamoró en ese país de otra. Por mi experiencia aconsejo que no estén con alguien con bipolaridad, no es vida vivir con alguien que sufre de este trastorno y mucho menos tener hijos con alguien que sufre de esa enfermedad.

Planteamiento 9

He padecido diferentes experiencias bastantes desagradables y me parece oportuno señalar que cada uno de los que los hemos experimentado situaciones como las planteadas arriba, nos han orientado hacia realizar consultas con profesionales a fin de tratar de comprender este trastorno y sus efectos para los cuales no estábamos preparados para en enfrentar, pues nuestra razón ha entrado en conflicto con nuestra vida emocional y sufrimos por eso. Considero que al momento de dirigir una mirada hacia estas experiencias o a las personas que sufren de algún trastorno bipolar, debemos direccionadas a nosotros mismos y preguntarnos, que es lo que padece nuestra propia personalidad, que nos lleva a soportar estas experiencias, en insistir en continuar una relación que en cualquier caso siempre hemos recibido señales de que algo anda mal. Entiendo que por nuestra salud mental, tenemos el deber de abordar el tema contando con asistencia profesional para poder quitar de nuestra mente todo pensamiento y reflexión que nos lleve abrigar dolor y no resentimientos. La bipolaridad es un desorden grave y pese a que el efecto de su conducta hacia nosotros resulta nefasto, entiendo que no hay tal cosa como hablar de episodios maníacos, luego depresivos y menos creer que pasan y son hechos aislados, hay un hilo conductor que es la personalidad del que padece ese trastorno y esa personalidad obviamente es de cada uno de ellos. No considero que haya maldad o premeditación en la conducta de quienes padecen esta enfermedad, pese a que si las hay, están ligadas a su personalidad y no a la misma enfermedad en sí. Simplemente, al menos en mi caso, logré darme cuenta mi pareja me quería pero no podía llevar adelante una relación estable, su propio trastorno se lo impedía y reitero que aún en la etapas normales o eutimia, los rasgos de su personalidad se mantenían y ahí estaba mi confusión y engaño. Esto que expreso no justifica para nada las malas acciones pues están y molestan la impunidad con que ellos se alejan y continúan su vida haciendo padecer a otros. Pienso que sus sucesivas parejas después de su relación conmigo, tal vez hayan pensado que se han encontrado con algo especial en la vida, pues la manipulación es algo común en todos y lo hacen con gran facilidad. Hay que tener claro que somos seres emocionales que razonan y no seres racionales con emociones, por tanto estamos a merced de ello, y nuestro hemisferio izquierdo trabaja por separado del derecho, uno maneja lo racional y el otro lo emocional. Las personas muy racionales tenemos enormes dificultades en resolver lo emocional pues todo el tiempo estamos tratando de racionalizar lo que es puramente emocional.

Socializando con un bipolar

Socializar con una persona que presente altibajos en su estados anímicos, no se puede considerar una tarea fácil y mucho menos cuando presentan situación bipolar. En tal sentido el personal de Healthwise (2019), propone una serie de acciones para socorrer a una persona durante un episodio maníaco, las cuales se traducen en los siguientes aspectos: responder preguntas con honestidad, no discutir con el paciente, evitar las conversaciones intensas, no considerar ningún comentario personalmente. Según este personal, durante los períodos de alta energía, una persona a menudo dice y hace cosas que generalmente no diría ni haría, como por ejemplo, centrarse en los aspectos negativos de los demás.

La primera premisa está enfocada en que debemos responder a las personas bipolares con honestidad. El mismo hecho de la bipolaridad lleva consigo un acción de duda para con el que padece esa enfermedad, en ese sentido debemos conducirnos con honestidad, es decir, mostrar seriedad y rectitud frente a los desafíos que nos plantea la realidad del paciente, no es válido el engaño. Cuando usted engaña a una persona que sufre de bipolaridad, lo está subestimando, lo cual puede desencadenar acciones agresivas, las cuales lejos de mejorar la situación de empatía, la hace más difícil.

Debemos recordar la desventaja que reviste el trato con un ser con efectos maniacos, los cuales no están en capacidad de interpretar los procesos de próxemia que se revisten en situaciones de conflicto, cuando somos honestos nos volvemos en individuos confiables ante los demás.

En lo que respecta a las discusiones, debemos considerar que uno de los peores errores que puede cometer un ser humano es discutir, más aun cuando tenemos personas que se alimentan y se nutren de nuestras discusiones. Enfermos mentales que se dan a la tarea de propiciar discusiones estériles, las cuales no conllevan a ninguna situación. Dichas conductas son aprendidas y se caracterizan por el ímpetu en la generación de diálogos malsanos en la búsqueda de una confrontación, son los peores seres para convivir, a menos que estés dispuesto a ser valiente y calarte todo esa pesadilla.

También tenemos otros más metódicos que configuran una especie de enfoque sistémico, en la búsqueda de confrontaciones, piensan y organizan las discusiones para destruirte moralmente. Es una especie de maldad orientada y algorítmica, éstas usualmente son configuradas por personas manipuladoras, que de alguna u otra manera han colaborado contigo, pero no te pueden cobrar las deudas por su ayuda prestada. Entonces se dan a la tarea de orquestar una guerra desenfrenada en tu contra, en donde van involucrando a sus hijos familiares y para usted de contar. Para que de esta manera te quedes solo y sientas el repudio de todas las personas.

Son personas influyentes que se valen de su formación y gerencia, las cuales usan como arma de doble filo para humillarte y hacerte quedar mal ante los ojos de todo el mundo. Lo mejor es mantenerse al margen de esas personas, son seres maquiavélicos y desalmados que al final terminan quedándose solos por su forma de ser. Puedo hablar con toda propiedad en vista de que en una oportunidad pase por una situación similar y de la cual no me he podido liberar. Todo fue a raíz de la muerte de mi padre y es mi propia hermana que me ofreció su hogar para que la ciudad donde vivía cursara mis estudios universitarios.

Siempre conté con su apoyo y ayuda, nunca llegamos a tener ningún tipo de discusiones, cuando llego el momento de irme de su hogar comenzaron los problemas, me tildo de mal agradecido. Es decir, yo tenía que pagar mi estancia, quedarme con ella y su familia, bajo el yugo del síndrome del emperador. Presenté resistencia verbal, pero fue el peor de mis errores, nunca debí discutir con ella.

El hecho esta y como recomendación, eviten en los posible en caer en la tentación de discutir. Cuando discutimos presentamos una mala imagen y no somos respetados, tomemos conciencia de esto, lo cual nos permitirá vivir con mayor plenitud y eso es lo que he aprendido en el periplo de mi vida. No caigamos en retoricas, cuando alguien fomenta una discusión, se ésta en la búsqueda de algo, estos seres que generan discusiones son personas con síntomas maníacos. Demostremos nuestra cátedra y no perdamos la perspectiva, con eso le estamos diciendo al otro que su nivel cultural está muy por debajo del nuestro, mantengamos un estatus y no caigamos en falsas diatribas.

A continuación hago referencia al trabajo presentado por Navarro (2016), referido a "Cómo discutir bien y convertir conflictos en oportunidades". Para Navarro, es una utopía creer que podemos convivir con alguien sin que a veces nuestras opiniones sean distintas, lo que realmente hace daño es el estilo de como discutimos. Para Navarro, en algunas ocasiones las diferencias entre los seres humanos es normal, esto nos permiten obtener nuevas perspectivas y enriquecer nuestra forma de ver el mundo. Pero el atenuante puede constituirse en la fuente de las más graves y desagradables discusiones.

Se ha extendido la idea de que las relaciones fracasan cuando las discusiones son frecuentes. En algunas circunstancias las emociones nos dominan y empezamos a usar un lenguaje poco adecuado, perdemos la vía y decimos cosas sin pensar de las cuales nos arrepentimos. Es importante aprender a resolver conflictos sin perturbar la vida de las personas. En una discusión o conflicto de opiniones tu objetivo inicial debería ser el mismo: no empeorar la situación, para entonces llegar a un acuerdo.

Según Navarro(2016), lejos de tomar las discusiones como algo natural, es menester sacar provecho de ellas y convertirlas en oportunidades, nos enredamos con nosotros mismos y nuestras propias emociones, reflejamos nuestras frustraciones en los demás, nos cerramos como las ostras, no escuchamos, contraatacamos y acabamos convirtiéndolas en fuentes de frustración, angustia y malestar.

Nada más común en una relación humana, que las diferencias de opinión, cada uno de nosotros somos únicos, irrepetibles y sobre todo responsables de elegir nuestra forma de pensar y actuar. Ahí radica la belleza de compartir el tiempo y el espacio con los demás. Las personas con mentalidad bipolar sólo ven rivalidad, nunca competición sana. Nosotros contra ellos, mi religión contra tu religión, mi cultura, mis preferencias, mi equipo de futbol, mi partido político, mi área en la empresa versus la tuya y así podríamos seguirnos toda la columna (Hernández, 2019).

A continuación Navarro (2016) propone algunas pautas para aumentar la probabilidad de convertir una discusión en una oportunidad, con miras a mejorar una relación.

1.- Considera tu meta: el objetivo de la discusión debe ser llegar a un acuerdo o a un punto en común con la otra persona, por lo tanto cada vez que detectes que te estás alejando de ese objetivo vuelve a él. Es muy importante que no entres en el círculo vicioso de reproches y por tanto en la competición con el otro. Una discusión no es una competición sino un trabajo en equipo en el que se trata de que los dos terminen equilibrados.

2.- Escuchar atentamente al que habla: parece algo obvio pero puedo asegurarte que muchas veces estamos tan encerrados en nosotros mismos que no escuchamos lo que nos está diciendo la otra persona. Para asegurarte de que estás escuchando al que tienes delante se recomiendo presentarle alguna pregunta cuya respuesta pueda confirmarte si en realidad tienes claro lo que dice la otra persona. De esta manera no solo vas a recibir feedback sobre si lo que estás entendiendo es correcto sino que la otra persona se va a sentir escuchada y por lo tanto va a reducir su nivel de alarma.

3.- Habla de tu vida: esta es una táctica especial, en algunos casos los expositores utilizan esta técnica para mantener la atención del público, muchos jerarcas y gobernantes las usan. Comentar sobre tu vida y los traumas que has pasado son motivo de atención para sentirte mártir. Cuando quieras hacerle ver a otro que te has sentido mal por un comportamiento suyo habla siempre desde ti, desde lo que tú has sentido y no desde el campo de las intenciones del otro.

Esta estrategia aumenta tus probabilidades de éxito por dos razones; el ego del otro va a sentirse menos atacado por lo cual su respuesta va a ser menos agresiva. En segundo lugar, que te sientas mal no es discutible, puede que el otro no presente malas intenciones en absoluto y tú te hayas montado una película de miedo. Pero lo cierto es que te has sentido mal, si no entras a acusar ni a buscar culpables y simplemente expresas tus sentimientos frente a una determinada situación tienes muchas más probabilidades de ganar.

4.- No abras otro cambur hasta que no termines el primero: desde mi infancia, mi madre solía regañarme cuando destapaba un paquete de leche, estando otro abierto en el refrigerador. Tenía razón, primero tenemos que terminar lo que está abierto, en todo caso se daña, algo parecido nos ocurre a la mayoría de nosotros cuando discutimos.

¿Cuántas veces has comenzado a discutir sobre un tema concreto y has acabado sacando mil temas más sin haber concretado alguno? Recuerda que tu objetivo es llegar a una conclusión sobre un tema, no abrir el cajón y empezar a tirar ropa sucia. Así que por favor ¡discute solo un tema por vez! cuando llegues a un acuerdo sobre ese tema ya puedes discutir otro si quieres. Cuando detectes que tu o la otra persona está abriendo demasiados cambures a la vez, utilizaremos una frase del tipo "Vamos a terminar primero de hablar sobre este tema y cuando lleguemos a algún acuerdo si quieres hablamos sobre esto otro" será suficiente para redirigir el tema.

5.- Ponte los lentes del otro: es probable que lo que te esté diciendo la otra persona te parezca una soberana tontería y no entiendas por qué está molesta contigo. Este es el momento de ponerte sus lentes y entenderás que lo que para ti no es importante, para otros puede ser algo trascendental. Ellos han tenido una historia de aprendizaje vital diferente a la tuya y por lo tanto ven el mundo de una manera diferente a ti. Es probable que a ti te encante la pulpa trasera, sin embargo en la India consideran las vacas como un animal sagrado y lo último que se les ocurre es convertirlos en una cena. ¿Cuáles lentes son los más correctos? ¿Quién tiene la razón? Cuando no entiendas un comportamiento, antes de responder sitúate en su contexto, probablemente si hubieras vivido sus mismas experiencias actuarías de la misma manera. Pregúntate ¿Por qué puede esa persona estar actuando así? ¿Cómo estará viendo la situación? trata por un momento de meterte en su mente e interpretar la situación desde su punto de vista. Una vez hecho esto puedes volver a tu cerebro y a tu punto de vista, pero estoy seguro de que serás mucho más flexible.

6.- Elige el momento adecuado: es muy importante que cuando quieras discutir algún tema con alguien, elijas el lugar y el momento adecuado. Imagina que quieres expresarle algo a tu pareja y que el planteamiento puede dar lugar a una discusión ¿Cómo crees que es más probable que obtengas buenos resultados? ¿Si se lo dices según llega cansada de un largo día de trabajo o si le invitas a cenar y planteas el tema relajadamente mientras cenas? Es importante que evites discutir cuando estés muy alterado, si estás cargado emocionalmente en forma negativa, será difícil que digas cosas lógicas. Por lo tanto si ves que la discusión se te está yendo de las manos lo mejor va a ser que los dejes para otro momento alegando un simple "Creo que es mejor que hablemos sobre esto más tarde, por ahora no me encuentro en condiciones de hablar". Si la otra persona insiste puedes repetir la frase tantas veces como sea necesario e incluso abandonar físicamente el lugar hasta que tu nivel de activación haya bajado.

7.- No lo tomes a manera personal: es probable que cuando estás discutiendo con otra persona, seas criticado y te diga determinadas cosas que no te gustaría no estar oyendo. ¡No lo consideres como algo personal!, esa persona se está viendo como un reflejo de sí misma. Si una persona te ve azul no significa que tú necesariamente seas azul, ese es el lente particular de la persona que te está juzgando. No entres en su juego, en el juego de los reproches no hay ganadores, si entras, estarás desviando el objetivo de la discusión. Para mantener la calma y salir airoso de la situación puedes hacerte las siguientes preguntas ¿Qué le molesta a esa persona de tu actitud?, probablemente le esté molestando tu serenidad, tu seguridad, tu independencia o cualquier otro factor que no tiene nada que ver con el objetivo de la discusión.

8.- Utiliza la técnica del sándwich: esta técnica puede aumentar en algo las probabilidades de que la otra persona responda bien ante una crítica o petición de cambio. Es una técnica muy fácil de aprender y supone una gran diferencia en cómo va a ser recibido tu comentario. La manera de utilizar esta estrategia sería la siguiente: comenzar mencionando aspectos positivos de la otra persona y compresión hacia ella, emitir la crítica o la petición de cambio y finalizar diciendo algo positivo. Es importante que antes de cerrar la discusión agradezcas a la otra persona su actitud y su tiempo en escucharte, emitas alguna ventaja que estos cambios van a tener en la relación y te impliques tú también en ese cambio. Si por las razones que sea la otra persona no cumple con su parte del acuerdo, te recomiendo hacérselo ver sin reproches cada vez que lo detectes y sin entrar de nuevo a discutir sobre las mismas cuestiones. Sin embargo, estas estrategias de la que estamos hablando no van a garantizar el 100 por ciento de tu éxito, en ocasiones, por más asertivos que seamos la otra persona no va a querer o no va a ser capaz de ponerse nuestros anteojos. Al igual que tú tienes todo el derecho a expresar tu desacuerdo con ciertos temas la otra personas tiene derecho a decidir si quiere hacer ciertos cambios al respecto o no. Los conflictos no son malos, discutir no es malo ¡Qué aburrido sería el mundo si todos pensáramos igual! La diversidad es riqueza y los problemas solo aparecen cuando no somos capaces de entender que el mundo tiene tantos anteojos como personas y nos encerramos detrás de las nuestras chocando contra nuestro propio ego.

Navarro (2016) considera que las discusiones deben convertirse en conversaciones productivas, sin que puedan dar lugar a destruir la relación. En tal sentido el autor establece cinco consejos para lograrlo:

1.- Establecer un mayor énfasis en la relación.

Una de las mayores trampas de una discusión es la falsa creencia de que alguna de las dos partes tiene que ganar, por lo que inmediatamente tomamos una postura defensiva para evitar ser la parte perdedora. Cambia tu postura defensiva e individualista por una que te haga más sensible y consciente de la relación y del impacto que la discusión tendrá en ella. Así podrás ver de manera objetiva el desacuerdo, y hasta descubrir que tiene mucho menos relevancia que la relación y que entonces no hay necesidad de vencer a nadie, sino de conservar el vínculo.

2. Enfócate en los hechos

Lo ideal es plantear las cosas como si estuviéramos haciendo una crónica de la situación, centrándonos en los hechos y no en los juicios. De esta manera evitaremos engancharnos en nuestras emociones y desviar la comunicación. Lo que sea que te moleste de la otra persona, recíbelo como características y no como defectos. Evita los sustantivos y busca reemplazarlos por verbos que sugieran un cambio o mejora: hagamos, evitemos, resolvamos, etcétera.

3. No busques imponer tu razón

Si vas a entrar en una conversación acalorada, no pelees por tener la razón, sino por lograr que ambas partes piensen lo que les conviene pensar. Lleguen a la conclusión de cuál es la postura que necesita la relación, no la que necesita cada uno.

4. Traza una trayectoria en la discusión.

Roma no se hizo en un día, si en una primera conversación no se consiguen resolver diferencias o generar una conclusión conveniente, es posible que necesiten tomar un poco de distancia y tiempo para que ambas partes tengan la oportunidad de cuestionar sus propias posturas y reflexionar las ideas del otro.

5. La pregunta clave

Antes de engancharte en la frustración por no salirte con la tuya y tomar una decisión en función de ella, piensa en una última opción. Ante esto plantea una pregunta que nos permitirá trascender la zona en la que se estanca el conflicto: ¿Estás dispuesto a buscar una mejor solución que la que hemos encontrado cada uno por separado? La calidad de tus relaciones es directamente proporcional a la calidad de tus conversaciones. Si en cada desacuerdo estás dispuesto a entrar en una discusión, es muy probable que en tus relaciones pierdas puntos, los cuales necesitaras en los momentos más críticos de tu vida; aquellos en los que el apoyo de los demás se vuelve imprescindible, antes de entrar en una discusión, debes pensarlo dos veces.

Consideraciones finales

Las personas que presentan problemas de alcoholismo no aceptan estar enfermos, similarmente ocurre con los que padecen de algún trastorno mental. Dado que, esto rompe con sus esquemas de pensamiento, similarmente ocurre con los que presentan trastorno bipolar, los cuales pocas veces logran estabilizar sus emociones. Si le ofreces algo a una persona que padece de trastorno, como por ejemplo, proponerle el estudio de una carrera profesional, y el mismo no logra trabajar y falla en su desempeño, serás el culpable toda la vida de su fracaso. La bipolaridad presenta muchos estadios en la vida las personas, en algunas varía de una manera u otra, pero en fin al parecer siguen un mismo lineamiento, lo que es notorio es el cambio violento de conducta de momento repentino, se trata de una especie de caja de pandora. Según lo planteado por los panelistas, en las relaciones son personas mal agradecidas, las cuales terminan odiando a las personas que les ofrecen ayuda. Los trastornos bipolares son genéticos, entre tanto, se recomienda no tener hijos con alguien que sufre de este trastorno, en vista de su condición genética, la cual como un virus seguirá presente en la vida de muchos seres inocentes.

Cabe destacar que el trastorno no se presenta de igual forma en todas las personas, cada sujeto tiene una personalidad diferente, en el comportamiento influyen muchas más cosas que los síntomas del trastorno no refleja. Al parecer el promedio de estabilidad y de convivencia con una persona con cambios de ánimo, puede estar enmarcada dentro de tres años según lo que se refleja en el aspecto sobre la edad del matrimonio en un bipolar.

Para el Dr. Eduard Vieta, Psiquiatría del Hospital Clínic de Barcelona: Las marcas sobre el trastorno bipolar se pueden fragmentar a través de la divulgación científica, la información y la educación, hablando abiertamente y afrontando la enfermedad con naturalidad. (Citado en Medina, 2018).

El 30 de marzo se celebra el Día Mundial del Trastorno Bipolar, en atención al natalicio del pintor Vincent Van Gogh, uno de los primeros diagnosticados que posiblemente pudo haber sido víctima este tipo de trastorno. Finalmente puedo destacar, que cualquier individuo con dotes de gran intelectualidad puede ser víctima de este trastorno.

Aproximación a un test sobre el trastorno bipolar

En atención a las referencias revisadas se estructura el presente test, no constituye un instrumento fiable, pero si contiene preguntas sugerentes que puedan ofrecer cierta información sobre su situación como persona tendiente a un cierto problema de trastorno bipolar. Cabe destacar que las personas más indicadas para un diagnostico son los especialistas en trastornos de personalidad y médicos tratantes sobre problemas mentales, como se ha planteado en los aspectos referidos a lo largo del libro.

Preguntas.

1.- ¿He vivido momentos en donde la alegría y la felicidad han colmado mi existencia, para luego sentirme mal y sin ánimos de nada en días sucesivos? Si____ No____

2.- ¿Me presento en ocasiones como un ser altamente activo que no descansa en la realización de proyectos, capaz de solventar todo? Si____ No____

3. - ¿En algún oportunidad he tenido pensamientos recursivos de suicidio, que la vida no tiene sentido y que lo realizado no vale la pena? Si____ No____

4.- ¿Mis relación de pareja han resultado siempre conflictiva, con imposiciones, sin acatar opiniones o sugerencias en forma ocasional?

Si____ No____

5. - ¿En algunas ocasiones, cuando conozco personas nuevas me he dado a la tarea de pasar horas hablando de mis atributos? Si____ No____

6.- ¿Me puede abrumar la confianza en mí mismo, para luego pasar de ser una especie de sabelotodo a sentirme una persona poco útil? Si____ No____

7.- ¿En ocasiones he tenido periodos donde me considero una persona altamente creativa, pero no paso a la acción y no resuelvo nada? Si____ No____

8.- ¿He pasado por momentos, donde propicio una discusión sin sentido para luego terminar llorando y hablando sola(o) en forma aislada, pero al día siguiente muestro una sonrisa? Si____ No____

9 - ¿En algún momento he hecho enfadar mucho a una persona sin una razón aparente, para luego preguntarle, al cabo de cierto tiempo ¿te pasa algo ? ?

Si____ No____

10.- ¿Mi autoestima cambia erróneamente en atención a mi estado de ánimo? Si____ No____

11.- ¿En los sitios donde he trabajado, mis estados de ánimo y mi nivel de productividad oscilan de un mes para otro sin razón aparente? Si____ No____

12.- ¿De momento, siento la una necesidad excesiva por la comida, la bebida, el sexo u otras actividades placenteras? Si____ No____

13.- ¿Presento problemas para conciliar el sueño, despertarse muy temprano o dormir demasiado? Si____ No____

14. - ¿En ocasiones no entiendo mis cambios de humor? Si____ No____

15.- ¿Me he sentido sobresaltado o nervioso, más acelerado que de costumbre? Si____ No____

16.- ¿Tengo claro que las personas pasan por cambios de humor, pero creo que en mi caso generan un problema? Si____ No____

17.- ¿He tenido momentos en las que he estado irritable, duermo poco y me sentía muy activo? Si____ No____

18.- ¿En mi habitación, lloro en ocasiones y golpeo la pared sin razón? Si____ No____

19. - ¿He pasado por momentos de mi vida en los que he estado triste, sin querer salir de mi habitación? Si____ No____

20.- ¿Por un momento pensé que presentaba una cierta depresión durante un tiempo y luego los síntomas han desaparecido fugazmente? Si____ No____

Fin del Test

Observación:

Estimado(a), si usted responde a más de 10 preguntas con un SI, en verdad, usted requiere de ayuda profesional especialista en el tema del trastorno bipolar. El resultado obtenido en el test, pude servirle de orientación, queda de usted, seguir en su juego.

Referencias

Aparicio, T (2019) *Personas que hablan demasiado.*Disponible en: ttps://www.lechepuleva.es/nutricion-y-bienestar/personas-que-hablan-demasiado/. [Consultado: 2020, Marzo 15]

BBCMUNDO (2019) ¿Qué dice de una persona su forma de hablar y las palabras que escoge? Disponible en: https://www.semana.com/ educacion/articulo/lenguaje-que-dice-de-una-persona-su-forma-de-hablar-y-las-palabras-que-escoge/535752/ [Consultado: 2020, Marzo 15]

Benabarre, A (2014).*Trastorno bipolar y relaciones afectivas.* Disponible en: https://hbakkali.wordpress.com/2014/06/01/trastor no-bipolar-y-relaciones-afectivas-dr-antoni-benabarre/.[Consultado: 2020, Abril 22]

Calderon, C.(2020)*El insomnio bipolar y cómo se trata.* Disponible en: https://www.personasque.es/trastorno-bipolar/salud/diagnostico/insomnio-omo-se-trata-2431/ [Consultado: 2020, Marzo 15]

Colombo, D. (2018) *¿Por qué la mayoría de las personas hablan mucho y hacen poco?* Disponible en: https://www.danielcolombo.com/por-que-la-mayoria-de-las-personas-hablan-mucho-y-hacen-poco-por-daniel-colombo//[Consultado:2020, Marzo 20]

Corbin, J. (2020) *¿Qué clases de Trastorno Bipolar existen y en qué se diferencian?*.Disponible en:https://psicologiaymente.com/clinica/tipos-trastorno-bipolar. [Consultado: 2020, Marzo 15]

CIBERSAM (2019)*Un reciente estudio identifica nuevos genes asociados al trastorno bipolar.* Disponible en: https://www.cibersam.es/noticias/un-reciente-estudio-identifica-nuevos-genes-asociados-al-trastorno-bipolar. [Consultado: 2020, Marzo 10]

Gaggino, M(2017) Trastorno bipolar y cognición social · Asociación para el Avance de la Ciencia Psicológica. Disponible en: http://www.cienciapsicologica.org/pubs/notas/clinica/item/152-trastorno-bipolar-y-cognicion-social. [Consultado: 2020, Marzo 21]

Gutiérrez, L. y Álvarez, E.(2017). *Bipolaridad y trastornos de la conducta alimentaria.* Disponible en: https://www.investigacionyciencia.es/revistas/mente-y-cerebro/el-poder-del-poder-94/bipolaridad -y-trastornos-de-la-conducta-alimentaria-14866. [Consultado: 2020, Abril 15]

Healthwise(2019)*Trastorno bipolar: Cómo ayudar a alguien durante un episodio maníaco.* Disponible en:https://www.cigna.com/individuals-families/health-wellness/hw-en-espanol/temas-desalud/trastorno-bipolar-aa167725.   [Consultado: 2020, Marzo 14]

Hernández, M(2019) *Según psiquiatras irritabilidad, enojo e ira están relacionadas con la depresión.* Disponible en: https://nacionfarma.com/segun-psiquiatras-irritabilidad-enojo-e-ira-estan-relacionadas-con-la-depresion/.   [Consultado: 2020, Marzo 25]

Hernández, M. (2019) *5 tips para evitar generar discusiones*. Disponible en: https://www.entrepreneur.com/article/269281. [Consultado: 2020, Marzo 20]

Intramed(2019) **La dieta y el peso en el trastorno bipolar.** Disponible en: https://psiquiatria.com/trastorno-bipolar/la-dieta-y-el-peso-en-el-trastorno-bipolar/   [Consultado: 2020, Abril 15]

López, D (2018) *Características clínicas que ayudan a diferenciar la depresión bipolar frente a la depresión unipolar.* Disponible en: https://www.menteamente.com/blog-salud-mental/2018/7/29/distinguir-depresion-de-trastorno-bipolar. [Consultado: 2020, Abril 03]

Martínez, O., Montalván, O. & Izquierdo, B (2019) *Trastorno Bipolar. Consideraciones clínicas y epidemiológicas.* Rev.Med.Electrón. vol.41 no.2 Matanzas mar.-abr. 2019.Disponible en: http://scielo.sld.cu/scielo.php?script=sci_arttext&pid=S1684-18242019000200467. [Consultado: 2020, Marzo 15]

Medina, E (2018) *Trastorno bipolar y amor ¿Es verdad que no se enamoran?* Disponible en: https://inclusex.jgm.uchile.cl/trastorno-bipolar-amor/ [Consultado: 2020, Abril 16]

Menéndez, M. (2018) *Cómo actúa una persona bipolar en el amor.* Disponible en: https://www.psicologia-online.com/como-actua-una-persona-bipolar-en-el-amor-4239.html#comentarios. [Consultado: 2020, Abril 18]

Navarro, P. (2016) Cómo Discutir Bien Y Convertir Conflictos En Oportunidades. Disponible en: https://habilidadsocial.com/como-discutir-bien/[Consultado:2020, Marzo 10]

NIMH (2019) *Trastorno bipolar.* The National Institute of Mental Healt. Disponible n:https://www.nimh.nih.gov/health/publications/espanol/trastorno-bipolar/index.shtml. [Consultado: 2020, Marzo 18]

psicologia-online (2018) *Test de bipolaridad: ¿tengo trastorno bipolar?* Disponible en: https://www.psicologia-online.com/test-de-bipolaridad-tengo-trastorno-bipolar-4005.html. [Consultado: 2020, Abril 15]